CONTRIBUTION A L'ÉTUDE

ET AU TRAITEMENT

DES

CONGESTIONS FRUSTES

INTERMENSTRUELLES

PAR

J.-A. JOURDAIN

Docteur en Médecine de la Faculté de Lyon.

LYON

A. REY & Cie, IMPRIMEURS-ÉDITEURS DE L'UNIVERSITÉ

4, RUE GENTIL, 4

1903

CONTRIBUTION A L'ÉTUDE

ET AU TRAITEMENT

DES

CONGESTIONS FRUSTES

INTERMENSTRUELLES

CONTRIBUTION A L'ÉTUDE

ET AU TRAITEMENT

DES

CONGESTIONS FRUSTES

INTERMENSTRUELLES

PAR

J.-A. JOURDAIN

Docteur en Médecine de la Faculté de Lyon.

LYON

A. REY & Cie, IMPRIMEURS-ÉDITEURS DE L'UNIVERSITÉ

4, RUE GENTIL, 4

1903

A LA MÉMOIRE VÉNÉRÉE DE MA MÈRE

A LA MÉMOIRE DE MA SŒUR

A MON PÈRE

A MES FRÈRES

A MES PARENTS ET AMIS

A mon Président de Thèse

M. LE DOCTEUR MAURICE POLLOSSON

Professeur à la Faculté de Médecine.

INTRODUCTION

Dès le début de notre séjour à la clinique des maladies des femmes, notre attention, éveillée par la lecture du *Traité de Kinésithérapie gynécologique de H. Stapfer* et par les judicieuses observations du Dr Quincieu, fut particulièrement frappée par un ensemble de phénomènes douloureux qui surviennent avec une très grande régularité vers le milieu de l'espace qui s'étend entre deux périodes menstruelles. En fouillant les travaux antérieurs qui se sont occupés de la question, nous nous aperçûmes que les molimens intercalaires, soit hémorragipares, soit leucorrhéipares, avaient seuls été parfaitement bien entrevus et que les auteurs s'étaient, la plupart du temps, contentés de signaler la *congestion fruste intermenstruelle.*

Celle-ci pourtant mérite bien une description spéciale et nombreuses sont les malades qui viennent consulter pour ce genre d'affection et qui s'en vont avec des diagnostics plus ou moins fantaisistes : on leur a parlé de métrite, d'ovarite, de salpingite, d'ovarialgie ; on les a prises pour des hystériques ou des neurasthéniques ! C'est que, bien souvent, un des caractères de ces « crises », — caractère que les infortunées oublient de signaler ou sur lequel leur médecin ne les a pas interrogées, — ce caractère, disons-nous, est constitué par la *périodicité.*

Pendant plus de deux ans qu'a durés notre séjour à la clinique gynécologique, guidé et aidé par notre aîné et ami le Dr Quincieu à qui nous devons la plus profonde reconnaissance pour ses judicieux conseils, nous nous sommes attaché d'une façon toute spéciale à l'étude des molimens intermenstruels, et en particulier, à celle des congestions frustes. Le travail que nous présentons est un *travail uniquement d'observation clinique.*

Nous faisons connaître simplement les faits que nous avons vus, en les synthétisant pour rendre notre description plus compréhensible. Qu'on ne s'y méprenne pas : *nous exposons seulement, nous ne discutons pas.* Si cependant, çà et là, quelques réflexions nous échappent, c'est quelles naissent des faits mêmes avec une telle évidence que nous ne pouvons nous empêcher de les mentionner.

Avant d'aborder notre sujet, nous tenons à rendre hommage à la mémoire de notre regretté maître, M. le professeur Laroyenne, et à remercier de leur bienveillance, de leurs bons conseils et de leur enseignement, pendant notre séjour à la clinique, nos maîtres, MM. les professeurs agrégés Aug. Pollosson et R. Condamin et M. le Dr Repellin, aide de clinique.

Que M. le professeur Maurice Pollosson veuille bien agréer les marques de notre respectueuse gratitude pour l'honneur qu'il nous fait en acceptant la présidence de notre thèse.

CONTRIBUTION A L'ÉTUDE

ET AU TRAITEMENT

DES

CONGESTIONS FRUSTES

INTERMENSTRUELLES

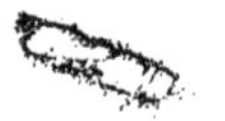

CHAPITRE PREMIER

HISTORIQUE

La question du « *double molimen* », *molimen menstruel vrai* et *molimen intercalaire*, a été entrevue par un grand nombre d'auteurs; et l'on a donné, pour les expliquer, une foule d'interprétations, toutes plus ou moins hypothétiques. Mais, tous les gynécologues se sont surtout occupés, de la forme hémorragipare, soit de la forme leucorrhéipare. Le *type fruste* a été, jusqu'à ce jour, confondu le plus souvent avec les deux formes précédentes.

La première ébauche sur les molimens intermenstruels date de Lisfranc, en 1836. Puis, Brierre de Boismont, en 1842, Negrier, en 1856, Dubois de Pajot, Tilt, en 1862, les mentionnent.

En 1866, Courty les décrit avec beaucoup de soin; qu'on nous pardonne de citer *in extenso* le passage où il en fait mention. « Chez plusieurs femmes, dit-il, sans que les règles se rapprochent, sans qu'elles viennent deux fois par mois, on observe, à une certaine période, habituellement vers le milieu de l'intervalle intermenstruel, des signes de molimen ou de fluxion utérine, rappelant par le caractère, la durée, les complications, la réaction générale, le tableau de l'époque menstruelle. Seulement, ce tableau est raccourci, il est incomplet : la fluxion peut amener la congestion, mais elle n'aboutit pas à l'hémorragie ; il manque la crise, c'est-à-dire le flux sanguin. Des trois éléments caractéristiques de la menstruation, la fluxion seule paraît bien marquée, peut-être aussi la congestion se produit-elle en plein, mais l'évacuation manque. Dans ce moment on voit la coloration rouge des muqueuses de l'utérus et du vagin devenir plus foncée ; la sécrétion muqueuse utérine apparaître ou s'accroître ; la température, le poids, le volume de l'utérus et des ovaires, constatés par le toucher, être manifestement augmentés, comme à la veille ou au moment de la menstruation ; la chaleur, la tension de l'hypogastre, les tiraillements lombaires, surtout l'éréthisme nerveux et les phénomènes hystériques se développer. J'ai vu ces symptômes de *molimen utérin intermenstruel* très sensibles chez plusieurs femmes atteintes de maladies utérines et dont l'état pathologique rendait probablement plus apparente la manifestation de phénomènes qui sont souvent inappréciables chez d'autres, ou qui passent inaperçus. »

Après Courty, Priestley, en 1871, et Robert Barnes, en 1876, invoquent une dysménorrhée ovarienne.

Dans la *Gazette médicale de Picardie*, numéro du 9 novembre 1886, M. Sorel publie une observation très détaillée portant sur cent quarante-sept époques menstruelles mentionnées au fur et à mesure avec la date exacte de l'apparition de chaque douleur intercalaire, sa durée et ses caractères.

En 1897, Bouilly reprend la question dans la *Revue de gynécologie et de chirurgie abdominale.*

Pour lui, le point de départ des molimens secondaires est l'ovaire légèrement altéré. « L'uniformité presque constante, dit-il, des accidents et surtout leur périodicité imposent presque nécessairement l'idée d'une cause tenant à l'organisme et à l'organe, dont les fonctions commandent et dominent les fonctions de l'utérus. On ne peut guère méconnaître l'influence de l'ovaire et ne pas croire qu'il s'agit, sous cette influence, d'une fausse menstruation ou d'une menstruation intercalaire. La régularité parfaite des accidents éclatant d'une manière quasi-constante, douze jours en moyenne après la fin des règles, semble liée à une fonction physiologique s'exécutant à échéance fixe. »

La même année paraît le *Traité de kinésithérapie gynécologique* de H. Stapfer où sont décrits les trois types de molimens intercalaires. C'est précisément la lecture de cet ouvrage qui nous a suggéré l'idée de ce travail et nous proposerons, dans l'un des chapitres suivants, quelques-uns des procédés de thérapeutique qui s'y trouvent consignés.

Le 2 mars 1898, discussion à la *Société obstétricale de Londres* sur les douleurs intermenstruelles, où Addinsell les met sur le compte d'une hydrorrhée tubaire intermédiaire. Dans la même séance. Cullingworth démontre que la cause du phénomène n'est pas encore connue; nulle des théories n'est satisfaisante. La distension tubaire avec issue du contenu est, si elle existe, d'une assez grande rareté. Le même auteur ajoute encore que, étant donné cette hypothèse, les écoulements liquides ne peuvent être regardés comme pathognomoniques et qu'on a vu de l'urine ou de l'eau d'une injection prises pour des écoulements pathologiques.

En 1899, Fassina, sous la direction de Campenon, en fait le sujet de sa thèse inaugurale. Il s'inspire également du travail d'ensemble que Bouilly fit paraître en 1897 et dont nous avons parlé.

Quelques mois plus tard, M. Brodier, dans une communication au Congrès d'Amsterdam, émet l'idée que « le poids de l'utérus pesant sur l'organe vésical » peut être invoqué comme facteur occasionnel, tout mécanique, tandis qu'un autre élément étiologique domine la scène, à savoir le nervosisme général et l'impressionnabilité. « Pendant les règles, expose-t-il, « l'utérus congestionné est un peu relevé dans la cavité « abdominale. Après les règles il revient sur le fond « vésical, mais il n'y bascule pas à fond d'une façon « immédiate aussitôt les règles cessées, l'utérus met « plusieurs jours à accomplir sa bascule complète, ce « qui explique le début de la crise le sixième, septième, « huitième jour après la fin des règles. Au moment où « l'utérus bascule à fond, cette douleur énervante, « agaçante se fait sentir, puis l'organisme s'accoutume « à la situation utérine, le système nerveux s'apaise et « se calme jusqu'aux règles suivantes. Après les prochaines règles, les mêmes phénomènes se reproduisent par les mêmes causes, *d'où la périodicité* ».

CHAPITRE II

DESCRIPTION CLINIQUE ET DIAGNOSTIC

Description clinique.

La plupart des femmes, pour ne pas dire presque toutes, qui souffrent de quelque affection utéro-annexielle, au lieu d'un seul molimen par mois, en présentent deux. L'un aboutit aux règles et le second occupe une place fixe, à peu près invariable et constante dans la période intermenstruelle. Ce dernier commence du huitième au dixième jour après le premier jour des règles et se termine à l'approche du quinzième jour. Quant au premier, son évolution se fait du vingtième au vingt-quatrième ou vingt-cinquième jour.

Tous deux sont caractérisés par divers troubles généraux et locaux beaucoup plus marqués en général pendant le molimen intercalaire que pendant le molimen menstruel vrai.

Cette congestion intermenstruelle peut se présenter sous trois aspects différents; elle peut être *tantôt hémorragipare*, *tantôt leucorrhéipare*, *tantôt fruste*. Cette dernière seule fait l'objet de notre étude; voyons donc comment elle se présente à l'observation et, pour cela, étudions en détail l'état d'une femme qui présente le syndrome du double molimen pendant tout un décours mensuel, c'est-à-dire depuis l'apparition d'une période de règles jusqu'à la venue des règles suivantes.

Comme l'a dit H. Stapfer et comme nous l'avons écrit au début de ce chapitre, le molimen intercalaire étant presque toujours l'indice d'un état pathologique ou tout au moins sub-pathologique de l'appareil génital de la femme, l'estampille de sa « misère gynécologique », les règles sont le plus souvent troublées dans leur marche normale : elles peuvent être retardées ou avancées, insuffisantes ou exagérées dans leur écoulement, très souvent douloureuses et accompagnées de coliques expulsives assez intenses, suivant la nature et la position de la lésion génitale. Quoi qu'il en soit, l'état congestif disparaît le plus souvent pendant trois ou quatre jours, après la fin des règles.

Quand cet état persiste, il s'atténue progressivement : la femme, ses règles terminées, ressent bien encore quelques douleurs fugaces, irradiées ou non, tantôt dans l'un des côtés, tantôt au niveau de l'hypogastre; mais ces douleurs sont passagères, elles perdent peu à peu leur acuité, se réduisant à une sensation de pesanteur, sensation plus accentuée suivant la position que prend la femme. A ce sujet, nous avons remarqué bien souvent que le décubitus dorsal avec jambes étendues et la position assise prolongée, par suite de la congestion pelvienne qu'ils produisent, exacerbent ces sensations douloureuses, au point de rendre ces positions insupportables.

Ce reliquat post-menstruel est donc relativement bénin, presque dans tous les cas, et ne gêne que très médiocrement la jeune femme dans ses occupations.

1° **Phase prodromique.** — Mais vers le huitième jour après le début des règles, quelques phénomènes erratiques et pénibles vont avertir la malade que sa « crise » se prépare. Son appétit diminue ; ses digestions deviennent difficiles ; elle éprouve une répugnance assez forte pour certains aliments et, par contre, une envie irrésistible pour certains autres, notamment les friandises et les aliments à saveur aigrelette. Parfois, à ce moment, après les repas, survient une sensation de dilatation énorme de l'estomac, ce qui oblige la femme à délacer son corset et à desserrer ses vêtements. Alors, contre ces troubles gastro-intestinaux, car, dans la majorité des cas, la constipation se trouve jointe, la malade fait appel aux eaux purgatives ou aux préparations laxato-purgatives : elle éprouve un besoin très intense « de se purger, de se débarrasser ».

En même temps, elle ressent dans la région dorso-lombaire une gêne très grande, gêne qui fait bientôt place à une douleur véritable et très tenace, douleur pongitive quelquefois et déterminant une pseudo-dyspnée, car la malade, pour l'atténuer, cherche à immobiliser son thorax.

Concomitamment, apparaissent des *nausées* très pénibles, à caractère spécial, rappelant les nausées de la grossesse. De plus, toute manœuvre intéressant l'appareil utérin, même les injections vaginales, — nous avons remarqué le fait plusieurs fois, — semble exaspérer les nausées. Cette excitation particulière du système nerveux se manifeste encore du côté psychique par un changement de l'humeur habituelle, par une disposition à la tristesse et aux larmes.

A ce moment, les désirs vénériens sont plus impérieux, et leur assouvissement peut faire éclater plus tôt la « crise » que nous allons décrire.

Nombreuses sont les femmes qui recherchent le coït, tandis qu'elles le fuient en dehors de ce moment, phénomènes que Lécat a décrit sous le nom de *phlogose amoureuse* et Emmet sous celui d'érection.

Certaines malades ont, en outre, un *besoin irrésistible d'activité* ; « elles veulent tout faire, tout entreprendre » ; certaines autres ont des troubles des sens, des bourdonnements d'oreille ; d'autres, des étourdissements, des défaillances, des bouffées de chaleur au visage ; d'autres enfin, de la *tendance au sommeil*. Ces derniers symptômes n'ont rien de bien spécial à la congestion intermenstruelle ; nous avons tenu néanmoins à les signaler pour rendre plus complet notre tableau clinique.

Rien de bien spécial au point de vue local, dans cette phase prodomique ; les lésions ne paraissent nullement influencées ; elles sont même moins douloureuses. Cependant, on constate très souvent des *pertes blanches*, peu abondantes, opalines ou même limpides ; c'est un suintement ; la femme se « sent mouillée » ; mais elle n'a nul besoin de se garnir. Nous les avons observées, entre autres, chez une malade qui, malgré une légère annexite à gauche, ne présentait de leucorrhée que le huitième et le neuvième jour après le début de ses règles, alors que, pendant quatre mois consécutifs, sa « crise » est toujours et invariablement survenue le douzième jour. Depuis sa guérison, c'est-à-dire depuis treize mois, elle n'a jamais revu ces pertes.

2° **Phase précritique.** — A ces prodromes, dont la venue attristera la femme habituée à s'observer, à ces prodromes succédera une *phase précritique*, dont la durée sera de vingt-quatre heures environ, vingt-quatre heures d'angoisse et d'inquiétude pour l'infortunée qui attend alors sa crise d'instants en instants. Les phénomènes d'excitation du système nerveux s'amendent; les maux de reins diminuent. Mais bientôt, à la suite d'un repas, d'un exercice ou d'un travail quelconque, souvent même spontanément, la malade voit *son ventre se ballonner et augmenter de volume* ; elle ne peut d'aucune façon supporter son corset ; la paroi abdominale est résistante et tendue ; l'intestin est rempli de gaz que la pression extérieure déplace en faisant naître un bruit caractéristique. Ce ballonnement est accompagné d'envies fréquentes d'aller à la selle ; mais, contrairement à ce qu'ont avancé plusieurs auteurs, la diarrhée est un fait exceptionnel : les garde-robes sont fréquentes, mais peu abondantes et non diarrhéiques.

Le ballonnement du ventre a en outre pour effet d'amener une *sensation de pesanteur à l'hypogastre*. Les malades perçoivent en même temps des *tiraillements* au niveau des flancs et une *douleur assez vive localisée au sacrum*, ressemblant par ses caractères à la plaque sacrée des neurasthéniques. Cette douleur est continue ; la station debout l'exaspère ; la station assise et le décubitus dorsal l'atténuent sans toutefois la faire disparaître.

3° **Période de crise.** — Puis soudainement, la

femme ne sent plus cette douleur sacrée ; mais elle n'a guère le temps de se réjouir, car, *brusquement*, elle éprouve la sensation d'un *déclanchement au niveau de ses fosses iliaques*, puis celle d'un « poids qui tombe ». Il lui semble alors que son bassin contient un corps volumineux dont les dimensions paraissent croître de plus en plus, que sa vulve s'entr'ouvre pour le laisser sortir et, à ce niveau, elle souffre en même temps d'un prurit, parfois très intense.

Peu à peu tout le pelvis devient le siège de douleurs très aiguës, atroces, douleurs qu'une multipare compare à celles d'une fausse-couche, douleurs composées à la fois de tranchées utérines et d'irradiations névralgiques.

Ces douleurs sont, dans certains cas, tellement intenses que la malade défaille et tombe dans un état voisin, de la syncope. Debout ou assise, elle est obligée de s'étendre sur une chaise longue ou un lit et de prendre la position sur le côté avec flexion des cuisses sur le bassin.

Cette « crise » peut survenir à toute heure, aussi bien la nuit que le jour; mais, chose remarquable, quand la femme se trouve dans le décubitus soit latéral soit dorsal, ces douleurs ne la prennent jamais qu'au bout de trois ou quatre heures; ainsi, par exemple, si la malade se met au lit vers *neuf heures* du soir, elle n'aura sa « crise » que vers *minuit* ou *une heure* du matin.

Celle-ci ne paraît influencée par aucune circonstance ; nous avons connu des malades qui l'ont prise au milieu d'une partie de plaisir, pendant une représentation théâtrale, pendant leur repas, dans un compartiment de chemin de fer, pendant une cérémonie religieuse, et même dans un café.

C'est pour cette raison que les bonnes observatrices attachent tant d'importance aux phénomènes prodromiques et précritiques que nous avons signalés ; car, jusqu'à la venue de leur « crise », elles n'osent plus quitter leur domicile, redoutant l'embarras que peut leur causer l'arrivée intempestive de la période aiguë.

Donc *soudaineté* et *acuité excessives* de la douleur, tels sont les caractères propres de la congestion fruste ; on ne les rencontre pas dans les deux autres types de molimen intermenstruel, où l'hémorragie et la leucorrhée constituent en quelque sorte une soupape de déversement en succédant directement à notre phase précritique.

Le facies de la malade est altéré : ses traits sont étirés; un cercle bleuâtre enserre ses paupières ; ses téguments prennent une teinte très pâle, légèrement marquée de jaune. Le pouls présente des battements plus rapides et plus frappés. La respiration est également accélérée.

Si maintenant, dans ce moment de crise, on examine la femme au point de vue local, on est frappé par la congestion intense qui règne au niveau du bassin et de la partie inférieure de l'abdomen, où la seule pression, même très légère, augmente encore les douleurs.

La vulve et le vagin sont chauds, animés de battements violents, doués, indépendamment des douleurs pelviennes, d'une hyperesthésie excessive.

La muqueuse vaginale paraît boursouflée, tomenteuse; elle ressemble assez à un fin tissu de toile batiste que l'on aurait humidifié et suit, presque en le coiffant, le doigt qui fait le toucher.

Les culs-de-sac sont légèrement effacés; les ligaments infiltrés et indurés ; les trompes et les ovaires œdématiés, tout le petit bassin, et plus spécialement le paramètre, est le siège d'un œdème diffus, mollasse.

Quant à l'utérus, il est considérablement augmenté de volume et moins mobile, dépassant quelquefois de trois travers de doigt la symphyse pubienne.

Sa consistance est accrue, et son fonds est relativement bien perçu, malgré la résistance et la tuméfaction de la paroi abdominale.

Le col utérin est également gros et tuméfié, à travers la muqueuse vaginale boursouflée, on le sent plus dur et plus résistant qu'à l'état normal. De plus, il paraît entr'ouvert et, au spéculum, violacé et béant, avec une glaire limpide. L'utérus, dans sa totalité, est extrêmement sensible et la simple pression sur le col arrache des cris à la patiente, au moment de sa crise.

Tous ces signes physiques sont ceux que présente une femme atteinte d'une lésion annexielle légère. Quant aux troubles pathologiques plus graves, ils ont une recrudescence plus notable. » C'est le moment, écrit H. Staper, où les rétroversions douloureuses subissent une exacerbation, où les utérus fixés paraissent plus solidement attachés, même si le massage les a déjà mobilisés. Les trompes et les ovaires s'œdématient, les ligaments s'infiltrent et se contractent douloureusement. Les kystes tubaires — fait extrêmement curieux — se remplissent, deviennent rénitents, puis évacuent leur contenu. Les efflorescences cutanées s'exagèrent ; les poussées furonculaires prospèrent ; les tumeurs grossissent et dans les états aigus ou subaigus, la température pointe. *C'est le moment où les erreurs de diagnostic et de pronostic ont beau jeu.* A ce sujet, nous rapportons un exemple, dans notre observation IV, semblable à celui vu par Stapfer et signalé dans son ouvrage, page 21.

La « crise » survient généralement sans fièvre et sa durée est de deux à trois heures.

4° **Période de déclin.** — Les douleurs se calment peu à peu, laissant à leur suite un endolorissement général de tout le pelvis.

Le pouls diminue de fréquence ; la malade reprend ses couleurs et ne se plaint bientôt plus que d'un affaiblissement général, d'une empreinte de fatigue particulière dans tout le corps. Deux ou trois heures après, tout rentre dans l'ordre, *mais progressivement :* les troubles vaso-moteurs erratiques disparaissent peu à peu ; il en est de même des sensations locales, subjectives et objectives ; le ventre et le paramètre redeviennent souples ; l'utérus diminue cependant assez vite de volume et perd sa consistance dure ; le col se ferme ; le vagin revient à sa forme primitive et le prurit vulvaire s'apaise.

A part donc une légère empreinte de fatigue, qu'elle gardera pendant deux ou trois jours, la malade se sent mieux et reprend son humeur et ses relations. Les cinq ou six jours qui suivent se passent presque toujours dans un état satisfaisant. Puis surviennent quelques troubles vaso-moteurs légers, localisés, abdomino-pelviens, et généraux, erratiques, annonçant le molimen qui donnera suite à l'écoulement menstruel.

Ce dernier molimen est en général assez bien supporté par notre malade qui le trouve excessivement bénin par rapport aux phénomènes congestifs que nous venons de décrire.

En somme — et c'est une chose souvent capitale au point de vue du diagnostic et du pronostic pour le gynécologue, — il est à retenir de notre étude : qu'il existe, chez la plupart des femmes atteintes de lésions utéro-annexielles, *un type de molimen intercalaire à forme fruste*, c'est-à-dire non suivi d'un écoulement, soit hémorragique, soit leucorrhéique ; et que, si un traitement approprié n'est pas imposé, cette congestion se présente toujours, pour la même personne, à *époque fixe*, du huitième ou dixième jour au quatorzième ou quinzième jour après le début des règles.

A ce propos, Fassina produit dans sa thèse inaugurale une observation intéressante que Sorel a publiée dans la *Gazette médicale de Picardie*, 9 novembre 1886, et dans laquelle l'auteur a noté au fur et à mesure les dates des règles et celles de la douleur, arrivant à des conclusions semblables aux nôtres au point de vue de la régularité et de la périodicité des douleurs intermenstruelles.

Le tableau symptomatique que nous venons de tracer est celui du *type vrai*, de la *grande forme* de la congestion intercalaire. Mais à côté de cette forme typique, il s'en trouve plusieurs autres *bâtardes*, caractérisées par l'exagération de l'un des symptômes saillants des phases prodromique et précritique, mais avec une atténuation plus ou moins grande des douleurs de la crise.

Enfin, il y a d'autres variétés où celle-ci fait à peu près défaut, marquée seulement par quelques tiraillements légers, au niveau des fosses iliaques et quelques troubles vaso-moteurs erratiques fugaces; mais tiraillements et troubles vaso-moteurs surviennent, comme dans la grande forme, invariablement du huitième au quatorzième jour après le début des règles.

Diagnostic.

Pour le praticien, qui a la parfaite connaissance de ces congestions intercalaires, leur diagnostic ne lui offrira pas de bien grandes difficultés. Par un interrogatoire minutieux et bien dirigé, portant en particulier sur le tempérament plus ou moins neuro-arthritique de la femme, sur l'état de sa circulation abdomino-pelvienne, sur la présence ou l'absence de vaso-dilatations et vaso-constrictions erratiques survenant de préférence à époques fixes en dehors de la menstruation, le médecin pourra très vite soupçonner les congestions frustes ou les rejeter totalement de son esprit. Mais le toucher combiné au palper-massage et renouvelé tous les jours pendant un mois entier donnera seul la certitude absolue, « en raison de ce que H. Stapfer a appelé l'aspect protéïque des affections utéro-annexielles suivant l'époque du mois, en raison aussi des indurations de tissus superficielles ou profondes, souvent confondues avec les résistances involontaires, en raison enfin de la douleur qu'il importe de constater, d'épargner et de localiser ». Ce « mode d'exploration bi-manuelle combinée au massage » permettra d'analyser et de spécifier les différentes lésions dont peut-être atteint concomitamment l'appareil génital et de faire la part de ce qui appartient spécialement à ces lésions et de ce qui est le propre des congestions frustes intermenstruelles.

Celles-ci, en se rapportant aux caractères que nous avons donnés précédemment, ne pourront être confondues avec la *névralgie ovarienne*, qui a une prédilection pour le côté gauche, présente une acuité excessive en un territoire restreint et est presque toujours accompagnée des stigmates de l'hystérie; la pression sur la région ovarienne peut quelquefois provoquer une véritable crise d'hystérie.

Les douleurs de notre « crise intermenstruelle » n'ont pas la localisation anatomique précise des points des *névralgies lombo-abdominale et ilio-lombaire* de Beau et Valleix; elles ne sont pas réveillées par la pression au niveau des points d'émergence nerveuse.

Les *coliques salpingiennes* signalées par Kaltenbach et qui seraient dues à des contractions de la trompe expulsant son contenu par la cavité utérine et se calmant par le fait même de cette expulsion, sont fort rares et n'ont rien de périodique. Quant aux *douleurs de la salpingo-ovarite*, elles sont plutôt constantes et tenaces que violentes et surviennent également sans méthode sous la plus simple des excitations génitales.

L'aspect d'une femme atteinte d'une forte crise pourrait faire croire à une *pelvipéritonite* ; mais, dans ce dernier cas, la douleur violente, aiguë, avec de légères accalmies coupées de paroxysmes, ne tarde pas à être suivie de phénomènes généraux qui témoignent d'une infection grave, frissons légers ou violents, nausées et vomissements, un peu de météorisme et de ballonnement du ventre, enfin la fièvre qui sera sûrement le meilleur élément de diagnostic.

De même pour l'*hématocèle* qui, malgré son début bruyant, malgré les phénomènes douloureux très violents, malgré l'absence de fièvre, pourra être écartée si l'on constate une aménorrhée précédente, la possibilité d'une grossesse extra-utérine et les signes d'une hémorragie interne.

Toutefois, si dans certaines circonstances relativement exceptionnelles, ces diverses affections peuvent rendre le diagnostic hésitant, celui-ci s'imposera, en général d'emblée, au praticien familiarisé avec l'interrogatoire et l'examen gynécologique et la connaissance du molimen intermenstruel fruste avec ses trois phases dont la dernière est si bien caractérisée par la violente et brusque exacerbation des phénomènes douloureux de la période précédente ou précritique. D'ailleurs, bien souvent le médecin est mis sur la voie du diagnostic par la patiente elle-même qui se plaint d'une « crise » ou « période noire » contre laquelle elle vient réclamer les secours de son art.

CHAPITRE III

ÉTIOLOGIE

L'étiologie des congestions frustes intermenstruelles peut se rattacher à deux grandes causes : d'une part, une *affection utéro-ovarienne;* de l'autre, un *tempérament neuro-arthritique.*

Ces congestions n'apparaissent que chez les femmes qui ont eu des rapports sexuels ; aussi se présentent-elles surtout dans la période où la vie sexuelle est la plus active. On les rencontre en majorité chez les femmes qui gravitent autour de la trentaine, à cet âge où l'embonpoint commence à se montrer, où les phénomènes vaso-moteurs sont suivis d'une réaction plus forte du système nerveux. Nous avons interrogé sur ce point un grand nombre de mères de famille, appartenant à peu près à toutes les classes de la société ; ces mères ont observé attentivement leurs jeunes filles pendant des mois, et jamais aucune d'elles n'a pu percevoir des phénomènes se rattachant à l'affection que nous étudions.

« Je n'ai pas trouvé trace du molimen intermenstruel, écrit Stapfer, en interrogeant les vierges bien réglées et, s'il existe, il passe inaperçu. »

De même, nous n'avons jamais vu ces congestions après la ménopause, malgré de nombreuses recherches.

« Comme pour les deux autres formes de molimen, ces troubles n'ont même jamais paru se prolonger pendant toute la durée et jusqu'à la fin de la vie menstruelle. Ils s'atténuent ou disparaissent, sans qu'on puisse en donner une bonne raison. »

La *condition sociale* de la femme joue également un rôle notable dans l'évolution des phénomènes congestifs. Ainsi, les malades de la classe riche, dont la vie est peu active, qui abusent du lit et de la chaise longue ; celles qui pratiquent trop souvent le coït et surmènent pour ainsi dire leurs organes génitaux ; enfin les femmes d'un autre ordre qui travaillent assises fort longtemps et tous les jours ou sont occupées à la machine à coudre d'une façon assidue et continuelle ; toutes, elles présentent une « crise » très développée, à douleurs extrêmement violentes et à forme syncopale.

Enfin aux personnes à vie active et tourmentée, appartiennent de préférence les *variétés bâtardes et atténuées* que nous avons mentionnées au chapitre précédent.

Quelles qu'elles soient cependant, toutes nos malades ont un *passé génital* dont il reste quelque reliquat ou sont *affectées de lésions utéro-annexielles chroniques.* « En effet, dans la plupart des cas, écrit « Bouilly, l'interrogatoire fait retrouver, à une époque « plus ou moins éloignée, une petite poussée inflam- « matoire abdominale, une histoire plus ou moins « nette de périmétrite ou de paramétrite ayant suc- « cédée à un accouchement ou à un avortement ou « survenue sans cause appréciable. »

Nous ne connaissons pas d'exemples de femmes

atteintes de molimens frustes intermenstruels, qui n'aient présenté antérieurement tout d'abord des douleurs sans périodicité aucune dans la sphère génitale. D'autre part, nous pensons qu'il s'écoule toujours un certain temps, souvent quelques mois, entre l'apparition des lésions de l'utérus ou de ses annexes et l'apparition du second molimen.

Nous avons connu notamment une malade qui souffrait d'une rétroversion douloureuse de l'uterus. Celui-ci était très mobile ; sa réduction s'opérait facilement ; mais chaque fois que l'on enlevait le pessaire, la rétroversion se reproduisait. Les choses durèrent ainsi pendant près de six ans, sans qu'aucun phénomène congestif périodique intercalaire ne se présentât. Puis, la malade devint enceinte ; elle accoucha et, trois mois après son accouchement, elle vit apparaître *pour la première fois seulement*, vers le milieu de l'espace intermenstruel, une « crise » avec tous les caractères que nous avons décrits. Pendant près de cinq ans, elle l'éprouva régulièrement et à jour fixe. Il est vrai qu'une salpingo-ovarite gauche vint s'ajouter, après les couches, à la rétroversion douloureuse.

Conjointement avec la lésion génitale, le tempérament joue aussi un rôle très important. Ce sont les *arthritiques nerveuses* qui forment le plus grand nombre de nos malades ; car, du fait même de leur diathèse, elles ont une propension manifeste aux poussées fluxionnaires, aux troubles vasculaires et aux congestions. Nous signalerons également une tendance assez marquée à l'obésité.

Enfin, nous ne parlerons que pour mémoire de la

série de troubles que l'on observe souvent chez ces congestives et qui s'associent fréquemment aux lésions de l'appareil utéro-annexiel : migraines, vertiges, douleurs articulaires ou névralgiques fugaces, dyspepsie acide, dilatation de l'estomac, constipation, entérocolite muco-membraneuse, néphroptose, entéroptose, neurasthénie. Et ces troubles se trouvent réunis en plus grand nombre sur la même personne d'autant que celle-ci est une arthritique nerveuse.

Quant à la cause même de la *périodicité*, nous ne voulons formuler aucune hypothèse, attendu que nous désirons rester entièrement sur le terrain de la clinique. Ce qui paraît le plus probable, c'est que cette périodicité est sous l'influence d'un phénomène physiologique, encore inconnu, à point de départ, soit ovarien, soit utérin, phénomène qui agirait sur l'ensemble des organes du petit bassin, vers le milieu de la période intercalaire, comme celui qui détermine le molimen menstruel vrai. Nous avons fait connaître précédemment les différentes données pathogéniques, élaborées jusqu'à ce jour, au sujet des « douleurs du milieu du mois » en général : *sub judice lis est.*

Ces deux grands facteurs étiologiques, lésions génitales chroniques, d'une part ; tempérament neuro-arthritique, d'autre part, en ajoutant leurs effets particuliers aux phénomènes de la période de « crise », font de la femme une *véritable infirme*, incapable de toute occupation et de toute distraction, malgré une bonne apparence de santé générale, quelquefois même un embonpoint exagéré par le repos.

CHAPITRE IV

TRAITEMENT LOCAL

Les données pathogéniques étant encore incertaines, nous ne pourrons étayer notre thérapeutique que sur les indications symptomatiques. Toujours est-il que notre pensée directrice s'inspirera surtout des troubles des circulations locale et générale, et ce sera contre eux que le traitement local sera surtout dirigé.

Celui-ci sera différent à la période de « crise » et aux périodes pré- ou post- critiques.

1° **A la période de crise.** — Lorsque la femme est en proie aux violentes douleurs que nous avons décrites, le médecin pourra avoir recours aux *injections très chaudes*, — mais leur administration est souvent difficile à ce moment, — aux *cataplasmes laudanisés* ou aux serviettes chaudes sur la région hypogastrique, aux suppositoires morphinés ou belladonés ; en somme, à toute la série des narcotiques, des calmants et des antiphlogistiques.

Toutefois, nous donnons la préférence à l'application *d'un ou deux petits tampons bien glycérinés et peu exprimés*, de façon à ce qu'ils conservent une certaine souplesse. Le résultat est souvent inouï et merveilleux, dû incontestablement à l'action décongestionnante de la glycérine.

La columnisation est à ce moment tout à fait impraticable et *devient même insupportable.* Que de fois nous avons observé des malades columnisées, prises cependant d'une « crise ». Elles étaient alors obligées de se faire ôter leurs tampons ou de se les enlever elles-mêmes; car la columnisation semblait augmenter encore la sensation subjective du « corps volumineux qui veut sortir à travers la vulve entr'ouverte ».

2° **En dehors de la période aiguë**, nous proposons surtout un *traitement local décongestionnant;* car l'embarras de la circulation abdomino-pelvienne entretient de plus en plus les lésions utéro-annexielles et autorise les poussées congestives intermenstruelles.

Ce traitement emploiera : la *columnisation du vagin*, avec ou sans massage, avec ou sans kinésithérapie gynécologique; le *massage* gynécologique seul; ou la *kinésithérapie* seule.

De ces trois moyens, nous accordons ici encore la préférence à la *columnisation du vagin*, telle que l'a décrite le Dr Quincieu, dans sa thèse inaugurale.

Les malades en perçoivent souvent très vite les heureux effets, grâce à la double action de cette sorte de tamponnement : action mécanique, en soutenant les organes du petit bassin; et action décongestionnante de la glycérine, laquelle est un hydragogue puissant.

Nous ne décrirons pas la technique de la columnisation et nous renverrons pour cela à la thèse de notre ami le Dr Quincieu. Nous insisterons seulement sur le *choix* de la glycérine, qui doit être *excessivement neutre*, sous peine de voir se produire de l'érythème vulvaire, assez douloureux.

La columnisation doit être continuée avec persévérance pendant un temps assez long; on l'interrompt seulement au moment des règles et quand les phénomènes douloureux l'exigent.

La columnisation, bien faite, soulage beaucoup, en enlevant une énorme quantité d'eau aux organes hyperémiés; mais, chose remarquable, dans les phases congestives que nous avons appelées période précritique et période de «crise», les femmes « ne perdent pas d'eau »; et pourtant l'hyperémie est à son summum, au niveau des organes pelviens.

La columnisation risquerait d'être insuffisante ou de se prolonger très longtemps, si à son action on ne joignait celle d'un autre traitement très en vogue en gynécologie à l'heure actuelle, nous voulons parler du *massage gynécologique*. L'étude de sa technique nous entraînerait trop loin; on la trouvera exposée dans tous ses détails dans les travaux de Stapfer qui a surtout fait connaître en France la méthode de Thure-Brandt. Nous ne pourrons passer sous silence ses bons effets. Le massage bien fait donne des résultats excellents chez nos malades, qui, outre leurs molimens intermenstruels, sont atteintes de lésions chroniques, de vieilles inflammations refroidies, si souvent rebelles à tous les traitements; sous son influence, la cavité pelvienne indurée, infiltrée d'exsudats et d'adhérences, reprend sa souplesse; l'utérus, souvent fixé en position vicieuse, reprend sa place et sa mobilité, et les malades sont nombreuses chez lesquelles tous les traitements avaient échoué et qui, de véritables infirmes qu'elles étaient, ont, grâce au massage, recouvré une santé à peu près parfaite.

Mais le massage *doit être bien fait* et il faut se garder de le confier à des mains inexpérimentées. Ce n'est pas un traitement banal, que tout le monde peut instituer ou subir ; c'est là son défaut. Quand il est exécuté avec tact et habileté, il devient, dans nombre de cas, un remède énergique et bienfaisant, surtout *en combattant la congestion et la stase sanguine dans les vaisseaux des organes pelviens.* A côté de tous ses avantages, la médaille a son revers : le massage, comme la columnisation, est souvent un traitement long, dispendieux pour certaines malades, exigeant de l'assiduité et de la persévérance. Il faut, pour l'appliquer, *une main délicate et intelligente*, qui se plie à la sensibilité de la femme et évite la fatigue. Enfin, le résultat n'est pas toujours définitif, l'utérus pouvant, après un temps plus ou moins long, subir de nouvelles poussées congestives.

Dans le même but et dans le même esprit thérapeutique, au massage et à la columnisation pourront s'adjoindre *quelques mouvements de kinésithérapie*. Ces mouvements régularisent la circulation et facilitent les phénomènes d'assimilation et de désassimilation des tissus. Ils sont actifs ou passifs.

« Les mouvements *actifs*, écrit G. de Frumerie, « augmentent la nutrition générale et *accroissent la* « *pression du sang dans les artères*. Ils sont *recon-*

« *stituants*, *fortifiants*, *corroborants*, *dérivatifs*, etc.;
« ils agissent surtout sur l'*assimilation*. »

« Les mouvements *passifs* augmentent la résorption
« des humeurs, en *favorisant la circulation du sang*
« *dans les lymphatiques*. Ils sont *résorbants*, stimu-
« lants, toniques, dérivatifs et *calmants*; ils influen-
« cent surtout la *désassimilation*. »

Parmi les différents mouvements, dont la description est parfaite dans le *Traité de kinésithérapie gynécologique*, de H. Stapfer, nous conseillons surtout, comme convenant à notre cas particulier, les mouvements *décongestionnants* suivants :

1° *Flexion et extension des bras*. A. p. et P. a.[1]. — Nous l'appelons à la clinique le mouvement de « la pompe ». Il décongestionne très fortement le bassin.

2° *Rotation du tronc*, *bassin fixe* ou *torsion bilatérale du tronc*. P. a. Pour ces deux mouvements, la patiente est assise.

3° *Rapprochement et écartement des genoux*, *avec un fort soulèvement du bassin*. P. a. et A. p. Position demi-couchée. Ce mouvement, fort employé, décongestionne puissamment le bassin et fortifie le plancher pelvien, mettant en jeu tous les muscles fessiers et spinaux. Par contre, il congestionne fortement la tête de quelques malades, dont la face rougit pendant son

[1] Ap veut dire activo-passif, c'est-à-dire que la première partie du mouvement est *active pour la malade* et la seconde, passive, Ce premier mouvement commence donc par la flexion contre laquelle l'opérateur résiste,

exécution. Il favorise les épistaxis et nous nous rappelons l'avoir vu *provoquer une hémoptysie assez abondante* chez une tuberculeuse où il avait été peut-être imprudemment appliqué.

4° *Extension cruro-fémoro-iliaque dans la station sur les pieds.* P. a. Ce mouvement est fatigant.

5° *Extension du tronc, cruro-fémoro-pelvi-dorsale.* A. — Ce mouvement, que l'on a baptisé à la clinique du nom de « mouvement de la gargouille » pour simplifier, décongestionne fortement le bassin et fortifie les attaches antérieures de l'utérus. Ce mouvement serait antéverseur de l'utérus.

6° *Mouvement horizontal des membres supérieurs.* P. a. et A. p. — Position debout. C'est ordinairement par lui que l'on termine la séance de kinésithérapie. Il facilite la respiration, décongestionne surtout la tête et un peu aussi le bassin.

Point n'est nécessaire ou indispensable au traitement de faire exécuter *tous* ces mouvements à la malade, dont il faut ménager les forces, en se rappelant qu'en kinésithérapie un point capital est d'*éviter absolument toute fatigue.*

Ces trois grands moyens, columnisation, massage et et kinésithérapie, pourront être employés concomitamment au début du traitement, à moins d'indications spéciales. Leur but est le même ; c'est de régulariser la circulation abdomino-pelvienne et par là même la circulation générale, et de combattre la douleur.

Ce traitement nous a donné d'excellents résultats, à

la clinique, dans les cas où, sans parler des poussées congestives frustes intermenstruelles, nous avions affaire à des malades atteintes d' *annexites légères avec utérus mobile en position normale.*

Dans ces cas, nous avons maintes fois observé que *la guérison était d'autant plus rapide que l'on pouvait opérer plus tôt la diffusion des molimens intermenstruels.*

Cela veut dire que, étant donnée une congestion fruste intercalaire accompagnant *une lésion annexielle chronique sans prolapsus ni déviation des organes pelviens*, et si intense que soit la période de « crise », il arrive très souvent que la *douleur intermenstruelle*, au bout d'un certain temps de traitemeut, *se diffuse*, au lieu d'apparaître entière à son époque fixe. Dès ce moment seulement, on peut espérer une véritable guérison qui, en prolongeant la thérapeutique encore une ou deux semaines, deviendra définitive. Nous irons même plus loin en disant que tant que la *diffusion* ne s'est pas opérée, le traitement doit être continué.

Dans beaucoup de cas, cette diffusion se manifeste par le *dédoublement du molimen intercalaire ;* au lieu d'une douleur très violente vers le douzième ou quatorzième jour, on en aura une un peu moins forte six jours après le début des règles, par exemple, et une autre également atténuée vers le vingtième jour. Puis, le mois suivant, au lieu de deux douleurs, on en aura une série échelonnée dans l'espace intermenstruel.

Enfin, elles disparaîtront totalement. Il est à remarquer, en plus, qu'avec la *diffusion*, la douleur semble *perdre proportionnellement son intensité.* C'est un fait que nous avons observé, avec le Dr Quincieu, de nombreuses fois et qu'il a même schématisé par les figures ci-contre :

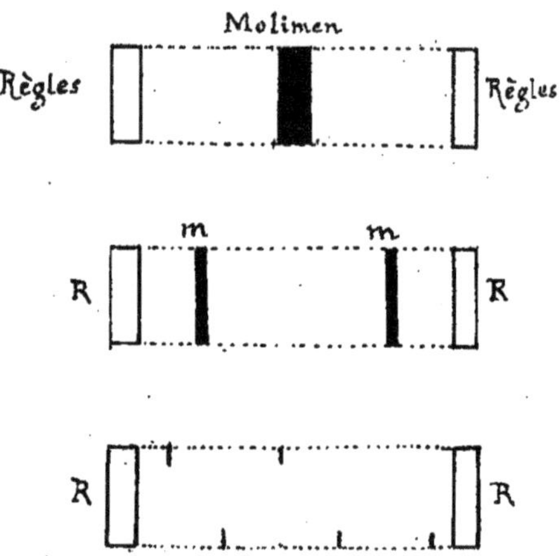

Dans les cas de déplacements d organes, de déviations de l'utérus, de prolapsus de l'ovaire ou de la trompe, ce phénomène de diffusion ne peut s'opérer tant que la lésion subsiste. Le traitement kinésithérapique n'est alors que palliatif, car les malades ne sont soulagées que pour un temps variable.

Ici se pose la question d'une intervention chirurgicale. Enlever la trompe ou l'ovaire prolabés, rompre par la méthode sanglante les adhérences qui fixent le fond utérin en arrière ou latéralement, sont des *opérations souvent incomplètes ;* car, à la suite de ces poussées congestives intermenstruelles, l'utérus est devenu de plus en plus *irritable* et celles-ci reviennent souvent néanmoins comme commandées par une force acquise. La *castration ovarienne double* a certainement donné des succès, mais ses revers ne se comptent plus, et nombreux sont les cas où elle a laissé persister des douleurs pelviennes rebelles. La femme sera alors conduite ainsi jusqu'à l'*hystérectomie vaginale secondaire;* et les succès définitifs, incontestables, que celle-ci a donnés sont une preuve, entre autres, que les ovaires ne sont pas les seuls points de départ des douleurs intermenstruelles ni la seule cause des névralgies pelviennes, mais que l'utérus y joue également un grand rôle. Voilà pourquoi, dans les cas qui en valent la peine, l'*hystérectomie vaginale* peut seul être le remède souverain auquel il vaut mieux recourir d'emblée que d'exposer les femmes aux ennuis des améliorations passagères et des interventions successives.

Nous résumerons donc notre manière d'interpréter le traitement des congestions frustes intermenstruelles, en conseillant d'aborder en premier lieu la columnisation jointe au massage et à la gymnastique suédoise. Puis, si ces moyens sont insuffisants, si l'état général est fortement affecté de la persévérance de la congestion, si enfin la femme se trouve dans des conditions réclamant un prompt retour à la santé, on pourra avoir recours à une opération radicale, de préférence à l'hystérectomie vaginale.

CHAPITRE V

TRAITEMENT GÉNÉRAL

On n'oubliera pas que le tempérament *neuro-arthritique* est un facteur étiologique important dans la production des congestions frustes intermenstruelles. Aussi devrons-nous diriger contre lui une grande partie de l'effort thérapeutique.

En premier lieu, on aura recours à l'*hydrothérapie* administrée, suivant les cas, sous forme de *lotions froides*, de *douches froides*, de drap mouillé, aux femmes apathiques et déprimées. Aux hyperesthésiques et aux excitées, au contraire, on donnera des *douches chaudes prolongées* ou des *douches écossaises*.

Les *cures thermales* aideront également à la thérapeutique générale et, contre les molimens intercalaires, on s'adressera surtout aux stations de Bagnoles de l'Orne, Luxeuil, Plombières, Saint-Gervais, Royat, Vichy, Châtel-Guyon, Vittel ou Brides-les-Bains. Aux malades qui ne peuvent se déplacer, il faut conseiller les *bains alcalins*, les frictions sèches, aromatiques, le massage général. Le *séjour aux bords de la mer* sera interdit parce qu'il *réveille* les poussées congestives.

L'hygiène alimentaire ne sera pas non plus négligée.

Il faudra proscrire avec soin les aliments excitants, les mets épicés, l'usage du vin, des liqueurs, du thé et du café, éviter également la sédentarité et la station assise prolongée, conseiller un exercice modéré au grand air.

Il est une erreur dont il faut soigneusement se garder, c'est de prendre ces femmes pour des anémiques; or, ces femmes arthritiques, congestives, voient, le plus souvent, leur état s'aggraver lorsqu'on leur administre du fer et des toniques, qui fatiguent leur estomac, surexcitent leurs nerfs et favorisent chez elles la constipation. Celle-ci devra être soigneusement combattue par des préparations laxatives et des lavements.

Quant aux médicaments anti-congestifs, tels que l'*hydrastis canadensis*, le *viburnum prunifolium*, le *piscidia erythrina*, même le *sulfate de quinine* à la dose de 1 gramme ou 1 gr. 50, ils pourront rendre quelquefois des services.

Enfin, une fois que les poussées congestives auront disparu, on pourra conseiller aux femmes, à titre d'exercice hygiénique, l'usage de la *bicyclette*, mais d'une façon tout à fait modérée. Il est, de plus, nécessaire que la machine soit très bien construite, et que l'abaissement du diaphragme ne se produise pas, non plus qu'une modification du type respiratoire costo-claviculaire. La bicyclette est légèrement décongestionnante quand elle est pratiquée avec modération.

CHAPITRE VI

OBSERVATIONS

OBSERVATION I

Mme P..., vingt-quatre ans, sans profession, mariée depuis cinq ans.

Caractère très impressionnable et très mobile. De souche arthritique et arthritique elle-même, elle souffre fréquemment de douleurs articulaires fugaces, très souvent de migraines. Depuis l'âge de vingt ans, elle est atteinte d'enterocolite muco-membraneuse.

Réglée à quinze ans, toujours régulièrement, tous les vingt-neuf jours elle a cependant une menstruation douloureuse, accompagnée de violentes coliques, et suivies de pertes blanches assez abondantes.

Elle vient à la clinique le 5 octobre 1901, se plaignant, depuis son accouchement, il y a deux ans, de douleurs dans la région ano-coccygienne, douleurs sourdes habituellement et s'exacerbant vers le milieu de la période menstruelle.

A cette époque, *le toucher* montre un utérus fixé en rétroflexion ; le col gros et œdématié. La poche de Douglas est remplie par le fond utérin rétroversé et fléchi. A droite et à gauche, les annexes sont grosses, entourées de larges zones d'empâtement. On institue de suite le traitement suivant : massage. columnisation et quelques mouvements de gymnastique décongestionnante.

15 octobre. — On obtient la réduction manuelle de l'utérus. Le ligament, large, droit, reste tendu ; mais les annexes ont

diminué de volume et l'empâtement péri-annexiel a disparu; *plus de douleurs spontanées.*

26 octobre. — Douleurs intermenstruelles moins fortes, au dire de la malade.

10 novembre. — On interrompt le traitement; les règles sont proches.

24 novembre. — La malade revient; depuis la veille, elle souffre dans la région sacrée. On a recours de nouveau au massage, à la columnisation et à quelques mouvements décongestionnants: les douleurs s'amendent.

Le traitement est encore continué quelque temps : les molimens *frustes* intermenstruels passent presque inaperçus. Ils sont remplacés par de légers malaises qui surviennent sans époque déterminée.

Au mois de juin 1902, la malade devient enceinte et, à partir de ce moment, toute douleur intermenstruelle disparaît. L'état général reste bon.

Nous avons revu plusieurs fois la malade depuis; elle a toujours paru satisfaite du traitement kinésithérapique qui lui a permis de supporter admirablement sa grossesse, laquelle s'écoule avec beaucoup moins de malaises que la précédente.

OBSERVATION II

Mme M... trente-deux ans, mariée depuis treize ans, mère de deux enfants, dont l'aîné a neuf ans.

Coqueluche dans l'enfance.

La malade est une nerveuse et une hyperesthésique.

Réglée à quatorze ans, toujours très régulièrement et abondamment, elle a des pertes blanches, surtout depuis son mariage.

12 février 1902. — La malade vient à la clinique comme malade externe, souffrant depuis cinq ans, à la suite d'une fausse couche de trois semaines. A cette époque, elle éprouve de vives douleurs dans la région lombaire et quelques tiraillements dans la fosse iliaque gauche.

Constipation opiniâtre.

A l'*examen local* on constate : l'utérus volumineux, un peu rétroversé, en position horizontale ; les ligaments utéro-sacrés légèrement rétractés et douloureux, les culs-de-sac vaginaux souples, mais hyperesthésiés ; à gauche, la trompe et l'ovaire sont un peu tuméfiées.

De suite, on institue le traitement se composant : d'un massage local très léger, d'une columnisation peu tassée et de deux mouvements de gymnastique décongestionnante.

La malade se pèse le 25 février et accuse 67 kgs. 700.

Les règles surviennent le 8 mars, durent quatre jours. Elles sont peu douloureuses; c'est la première fois, depuis deux ans. et demi que la malade ne tient pas le lit pendant cette période Le traitement exposé plus haut est continué régulièrement chaque matin jusqu'au 21 mars.

Avant de partir, Mme M.... se pèse à nouveau et constate 65 kg. 300 avec les mêmes vêtements que le 25 février; d'où une *déperdition de 2 kg. 400 en vingt-deux jours.* Cependant, la malade est incomparablement plus gaie et se sent plus forte ; quelques jours avant son départ, elle a fait des courses que, à son dire, depuis cinq ans, elle n'avait jamais pu faire.

Cette malade a présenté deux périodes douloureuses pendant la durée de son traitement ; mais ces douleurs ont été beaucoup plus bénignes, comparées à celles des périodes intermenstruelles précédentes, dont le tableau clinique était celui que nous avons décrit.

Pendant tout le reste de l'année 1902, la malade n'eut plus de crise intercalaire. Quelquefois, *mais sans périodicité aucune*, elle a ressenti quelques douleurs dans le côté gauche ou dans la région hypogastrique ; ces douleurs avaient parfois le caractère d'élancements passagers.

9 mars 1903. — Elle revient à la clinique, se plaignant de souffrir au moment de ses époques seulement et craignant de voir réapparaître ses molimens intercalaires. La cause se trouvait dans son utérus qui était de nouveau devenu horizontal et dont le fond était retenu par une adhérence relativement lâche. Nous

lui conseillons quelques séances de massage et quelques mouvements, entre autres celui de la « gargouille ».

21 mars, — L'utérus se redresse et est devenu mobile.

La malade a repris sa bonne humeur.

OBSERVATION III

Mme G..., vingt-six ans, employée de commerce,

Mariée à vingt-deux ans, est sujette aux douleurs rhumatoïdes fugaces.

Caractère un peu fantasque et névrosé.

Réglée à quatorze ans, d'abord tous les trente jours et pendant quatre jours.

Depuis son mariage, les époques sont devenues plus abondantes et se montrent tous les vingt-six, vingt-sept jours. Après son accouchement, normal, il y a deux ans, les règles avancèrent et parurent tous les vingt-deux jours, durant huit jours. Leucorrhée depuis huit ou dix mois, pertes jaunes empesant le linge.

La malade vient, comme externe, se faire soigner à la clinique à partir du 27 mai 1902. Depuis son accouchement, elle éprouvait quelques douleurs dans les fosses iliaques et dans la région lombaire.

Après le toucher combiné au palper-massage, on pose le diagnostic suivant : *utérus mobile, en position horizontale, à droite et à gauche, tuméfactions annexielles*, du volume d'une mandarine ; *douleurs au toucher dans le cul-de-sac postérieur, où l'on perçoit une anse tubaire.*

Cette malade présente un molimen fruste intercalaire, *ne donnant suite à aucun écoulement immédiatement après la phase aiguë*, malgré les nombreuses et abondantes pertes blanches qui précèdent ou suivent les règles. Les phénomènes congestifs apparaissent le treizième jour après le début des règles et se résument dans une exacerbation très grande des douleurs qui accompagnent ses lésions annexielles, douleurs précédées de ballonnement intense du ventre et de digestions très pénibles. Le tout dure environ quarante-huit heures.

Le traitement fut ainsi institué : repos et columnisation, du 27 mai au 11 juin : diminution des douleurs. A partir du 11 juin, on associe à la columnisation le massage local et la kinésithérapie. La malade, au bout du second jour, déclare se sentir merveilleusement mieux ; cependant, dans la soirée, réveil de quelques douleurs fugaces et sensation de plénitude exagérée de l'abdomen, autrement dit, menace du molimen. Sous l'influence du traitement, tout cela disparaît dès le lendemain.

Les règles suivantes viennent au bout de trente-deux jours et ne durent que six jours, *sans douleurs*.

Le molimen passe inaperçu et est remplacé par *une double et petite congestion fruste*, huit jours après ces règles et huit jours avant les suivantes. Le traitement est terminé le 20 août 1902.

La malade, que nous avons revue depuis, n'a jamais ressouffert entre les époques, ni au moment de celles-ci.

OBSERVATION IV

Marie B..., vingt-huit ans, sans profession. Neuro-arthritisme évident.

Premières règles à onze ans, irrégulières jusqu'à quinze ans ; fréquemment aménorrhée de deux ou trois mois.

Accouchement normal il y a trois ans.

En août 1901, la malade ressentit quelques tiraillements légers dans les lombes, puis l'hypogastre et eut des pertes blanches assez abondantes. En même temps, ses digestions étaient difficiles ; elle souffrit de nausées, de bouffées de chaleur à la face.

Le lendemain, comme elle vaquait à ses occupations ménagères, elle fut prise *de douleurs atroces* dans le bas-ventre et dut s'aliter.

Un médecin, mandé en toute hâte, crut à une pelvi-péritonite et ordonna son transfert à la Charité. Une nuit de repos et l'opium amendèrent un peu les phénomènes, et, le lendemain, sur cette malade, étendue sur la table d'opération, on vérifia le diagnostic qui fut modifié au sens d'une *annexite double avec trompe prolabé dans le cul-de-sac de Douglas.*

Cette malade fut alors soumise à la columnisation, au massage et à la kinésithérapie. De suite, un mieux sensible se produisit : on avait eu affaire tout simplement à une congestion fruste intermenstruelle, d'autant que les règles vinrent environ quinze jours après cet accident.

En septembre, nous avons pu constater ce molimen intercalaire qui survint le quatorzième jour après le début des menstrues et fut suivi, il est vrai, d'un léger suintement sanguinolent.

En octobre, molimen moins douloureux, mais hémorragie un peu plus abondante.

18 octobre. — Devant la bénignité des lésions, on cesse la columnisation pour ne continuer que le massage et quelques mouvements de gymnastique. A partir de cette date, les molimens, dans les trois mois suivants, furent diffusés et de moins en moins douloureux.

En février, sous une influence que nous ne pouvons déterminer, recrudescence des lésions et apparition d'un empâtement diffus au niveau des trompes.

En même temps, molimen douloureux au quinzième jour, après le début des règles.

Quelques séances de columnisation, massage et gymnastique décongestionnante, et tout rentra dans l'ordre.

Depuis lors, état local satisfaisant.

L'état général devint excellent, sous l'influence de la bicyclette, dont les heureux effets ne contribuèrent pas peu à rendre à la malade sa gaieté et sa bonne humeur.

OBSERVATION V

Mme D..., vingt-cinq ans, employée de commerce. Mariée depuis trois ans; ni accouchement, ni fausse-couche.

Réglée à douze ans, assez irrégulièrement, elle est affectée de pertes blanches depuis le mariage.

Dyspepsie et constipation habituelles.

De souche arthritique, la malade est aussi une nerveuse et une hyperesthésique.

Elle souffre depuis un an à peu près continuellement, soit dans les lombes, soit dans la région hypogastrique.

18 octobre. — Elle vient à la clinique comme malade externe.

Au toucher, on constate : l'utérus mobile, en position normale ; le col un peu sténosé : une annexite double, plus prononcée à gauche et un peu de donglassite avec une anse tubaire prolabée. En outre, deux kystes congénitaux sur les parois antérieure et postérieure du vagin.

Traitement : columnisation, massage et mouvement de gymnastique (écartement et rapprochement des genoux, avec élévation du bassin).

19 octobre. — Ballonnement du ventre avec douleurs diffuses, plus accentuées cependant au niveau des fosses iliaques et prurit vulvaire intense.

Les règles précédentes avaient débuté le 6 octobre et s'étaient montrées très douloureuses.

20 octobre. — Véritable état de « crise » survenu la nuit et d'une durée de trois heures environ.

Le lendemain matin, les phénomènes se sont amendés et le premier toucher montra un vagin un peu tomenteux et hyperesthésié ; tout cela disparut après quelques minutes d'effleurage et de massage.

5 novembre. — Début des règles. Elles durent trois jours et se passent presque sans coliques.

18 novembre. — Molimen fruste adouci (grand type très atténué).

En décembre, la malade ressent des douleurs fugaces dans le bas-ventre, douleurs qui surviennent à peu près deux fois par semaines et de préférence à la fin de la soirée. C'est plutôt une gêne qu'une douleur.

Les règles de janvier ont paru sans coliques et le traitement est terminé vers le 20 janvier.

La malade est partie avec la promesse de venir nous trouver si elle souffrait : nous ne l'avons pas revue.

CONCLUSIONS

I. Chez un grand nombre de femmes, il existe, survenant à *période fixe*, *vers le milieu de chaque espace intermenstruel*, *des phénomènes congestifs douloureux* ne donnant suite, ni à une hémorragie, ni à un écoulement leucorrhéique ; nous donnons à ces phénomènes, ainsi définis, le nom générique de *congestion fruste intermenstruelle.*

II. Cette *congestion fruste* peut être due *primitivement* à l'exagération d'un processus physiologique peu connu. Mais, dans la plupart des cas, sinon toujours, elle coïncide avec une lésion utéro-annexielle *chronique*, de préférence chez une *neuro-arthritique*.

III. Le traitement doit être à la fois *local* et *général*.

IV. Le traitement *local* sera différent à la période aiguë ou de crise et aux périodes pré- ou post-critiques.

a) *A la période de crise*, on s'adressera aux narcotiques, aux calmants et aux antiphlogistiques.

b) *En dehors de la phase aiguë*, on pourra avoir recours : A la *columnisation vaginale ;* au *massage* gynécologique ; à la *kinésithérapie* gynécologique. Ces trois grands moyens seront combinés ensemble où

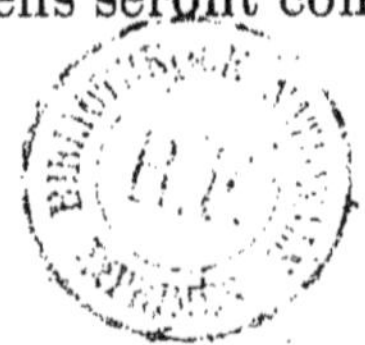

l'un d'eux seul pourra être employé à l'exclusion des deux autres, suivant les cas.

L'usage de la *bicyclette*, employée d'une façon très modérée, mais continue, pourra être un utile adjuvant au traitement kinésithérapique.

c) Ces différents procédés de thérapeutique auront pour but, à notre avis, de *diffuser* les phénomènes congestifs et douloureux. Ceux-ci ne tarderont pas à disparaître, sitôt cette diffusion obtenue et pour peu que le traitement soit quelque temps prolongé.

V. L'*état général*, que nous recommandons instamment de ne pas négliger, sera justiciable : De l'*hydrothérapie ;* des *cures thermales ;* d'une bonne *hygiène* alimentaire ; des *médicaments anticongestifs* (dans certaines formes spéciales).

VI. Guidé par une *saine expérience* et continué avec *beaucoup de patience*, ce traitement, sans être donné comme une panacée, pourra, dans beaucoup de cas, éviter à la malade une intervention sanglante.

BIBLIOGRAPHIE

COURTY, *Traité pratique des maladies de l'utérus, des ovaires et des trompes*, 1866.

Robert BARNES, *Traité clinique des maladies des femmes*, traduit par Cordes, 1876.

BOUILLY, Des poussées congestives intermenstruelles *(Revue de gynécologie et de chirurgie abdominale*, 1897).

H. STAPFER, *Traité de kinésithérapie gynécologique*, Paris, 1897.

A. SIREDEY, Maladies des organes génitaux de la femme *(Traité de médecine et de thérapeutique*, 1898).

A. ROBIN, Du traitement hydro-minéral dans les maladies des femmes *(Bulletin gyn. de thérapeutique*, mai-sept. 1899).

FASSINA, *Des douleurs intermenstruelles* (thèse de Paris, 1899).

BRODIER, Communication au Congrès d'Amsterdam *(Revue de gynécologie*, août-sept. 1899).

Maurice HEPP, *Sclérose utérine et métrite chronique* (thèse de Paris, 1899).

L. G. RICHELOT et J. BAROZZI, Congestion et sclérose de l'utérus *(La gynécologie*, février 1901).

Paul RUDAUX, Les règles de quinzaine *(Gazette des hôpitaux*, 15 février 1900).

Lyon. — Imp. A. Rey, 4, rue Gentil. — 32615.

www.ingramcontent.com/pod-product-compliance
Ingram Content Group UK Ltd.
Pitfield, Milton Keynes, MK11 3LW, UK
UKHW020405220726
13923UKWH00004B/1753